AF461882

ESSAI

SUR LES EAUX THERMALES

DE LOËCHE,

PAR

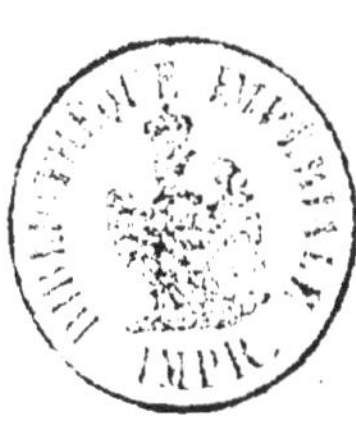

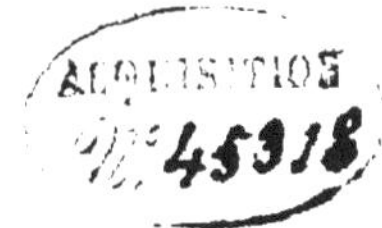
ACQUISITION
N° 45318

C. J. BONVIN,

D.-M.-P., MÉDECIN AUX EAUX DE LOËCHE.

(Traduit de l'allemand)

GENÈVE.

CHEZ BERTHIER-GUERS, LIBRAIRE,
rue de la Cité, N° 224.

1834.

Imprimerie A. L. Vignier,
rue du Rhône, N° 64.

AU LECTEUR.

En publiant cette notice sur les eaux minérales de Loëche, il n'est pas entré dans ma pensée d'exalter l'efficacité de ces bains, en les préconisant comme propres à guérir tous les maux physiques qui affligent l'humanité. Les eaux de Loëche ne tiennent leurs propriétés que de la nature, leur renommée que de leur utilité : il suffit donc de les faire connaître pour les recommander à ceux qui peuvent y trouver ou guérison ou soulagement.

Depuis bien des siècles, les eaux de Loëche prodiguent modestement leurs bienfaits à d'innombrables malades, sans jamais avoir été désertées, bien que les modes hygiéniques aient eu leurs caprices, et les théories médicales leurs révolutions. A quoi attribuer le nombre toujours croissant des baigneurs, si non aux vertus curatives des eaux? Les voyageurs et les écrivains qui ont esquissé un tableau chargé du mauvais état des établissemens thermaux de Loëche et de la manière peu confortable dont les baigneurs y étaient traités, ont fait le plus choquant éloge des eaux, puisque depuis les lépreux des temps antiques jusqu'aux fashionables rhumatisés de notre siècle, la foule n'a pas cessé de les fréquenter.

Toutefois l'état des bains, des auberges et des pensions s'est beaucoup amélioré, et si l'on n'y rencontre pas, comme dans d'autres établissemens du même genre, où la mode tient ses assises, des boudoirs politiques, de riches ennuyés, des joueurs et des intrigans, du moins y trouve-t-on aujourd'hui tout ce qui tient aux commodités de la vie, et c'est là ce que les malades demandent. D'ailleurs la société s'y forme tout naturellement; société sans défiance, sans arrière-pensée, où chacun sait d'avance le motif qui en réunit tous les membres.

Que si les eaux de Loëche ont guéri bon nombre de personnes atteintes d'affections contre lesquelles d'autres bains étaient restés impuissans, je suis loin de prétendre qu'elles puissent, panacée universelle, obtenir toujours le même succès. Mon but, en écrivant cet essai, a été d'indiquer avec franchise les maladies pour lesquelles les eaux de Loëche offrent un puissant remède, et celles pour lesquelles elles sont inutiles ou même nuisibles. En restant dans le vrai, en cherchant à être utile à mes semblables, je n'ai fait que me montrer fidèle aux premiers devoirs de mon état, tels que je les ai compris.

NOTICE

SUR LES EAUX MINÉRALES

DE LOËCHE.

PREMIÈRE PARTIE.

COUP D'ŒIL SUR LA VALLÉE DE LOËCHE ET SES ENVIRONS.

CHAPITRE PREMIER.

Topographie.

Les eaux minérales de Loëche (*Leuck*) se trouvent dans une des vallées latérales de la chaîne septentrionale des Alpes du canton du Valais, à deux lieues et demie du bourg de Loëche, qui leur a donné son nom, à quatre lieues de Sierre, et à sept de Sion.

Cette vallée, d'environ quatre lieues de profondeur, s'ouvre entre Loëche et Varone, du midi au nord. D'abord resserrée entre des parois de rochers à pic et des montagnes élevées, elle va, s'élargissant sensiblement en forme de bassin, vers le centre, où elle a plus d'une demi-lieue de largeur. C'est là qu'au pied du Gemmi jaillissent les célèbres sources d'eau thermale de Loëche. Immédiatement au-dessus du village, qui se présente en amphithéâtre, la vallée prend sa direction vers l'orient pour mourir au pied du glacier de Balm.

La Dala, torrent impétueux, y prend sa source : il parcourt cette vallée riante et pittoresque, et va se jeter dans le Rhône, à travers de profonds abîmes.

Le village des Bains (*Baden*) est sous le 25° 17′ de longitude, et le 46° 22′ de latitude; il compte environ 500 habitans, dont les maisons sont presque toutes en bois. Son élévation, au-dessus du niveau de la mer, a été jusqu'à présent portée à 4,000 ou 5,000 pieds; mais les derniers calculs, qu'on doit à M. Berchtold, et que je crois les plus exacts, donnent

4,351 pieds, mesurage opéré au moyen du baromètre; 4,357. 6 pieds, mesurage trigonométrique.

Tous les amateurs des beautés de la nature admirent autour de Loëche le contraste des sites les plus riants et des aspects les plus sauvages. La petite vallée offre des paysages variés à l'infini. Dans le fond de cet encaissement de montagnes gigantesques verdissent de vastes prairies émaillées de fleurs, entrecoupées de quelques jardins potagers. Dans le voisinage des maisons, et derrière le village, se trouvent des champs d'orge, des bosquets de mélèzes et autres arbustes, formant un coup d'œil très-agréable. Plus loin, ce sont de riches pâturages, de belles forêts de sapins et de mélèzes dominés par des rochers perpendiculaires, sur les flancs desquels on admire à la fois les œuvres de l'homme et de la nature; là des cascades écumantes, ici des châlets épars.

Au nord-ouest s'élèvent comme des tours majestueuses, et semblables à de massives forteresses, les flancs du Gemmi; l'horizon est borné au sud-est par la montagne d'Albinen, du sommet de laquelle se détachent les avalanches les plus dangereuses. Le fond du tableau est décoré par quelques alpes avec leurs châlets et par le glacier bleuâtre de Balm, surmonté du mont Altels. Celui-ci est couvert de neiges éternelles, et son sommet, la *dent de Balm* (haut de 11,341 pieds), porte jusqu'au ciel sa pointe pyramidale.

La température est très-variable à Loëche; dans le courant de l'été, le thermomètre monte souvent vers le milieu du jour jusqu'à 20 — 23° R. pour retomber avec la même rapidité à l'approche de la nuit. Les matinées et les soirées surtout sont très-fraîches, les rosées abondantes, les orages fréquens; toutefois le tonnerre ne tombe jamais dans la vallée. Il pleut souvent, alors de grands froids se font sentir et le séjour y devient triste. Le vent du nord, qu'on apelle *le vent du Gemmi*, est des plus impétueux. L'air y est pur, agréable et extrêmement bienfaisant. Aussi les maladies endémiques, les fièvres intermittentes, les goitres, et le crétinisme y sont-ils inconnus.

Les habitans se font remarquer autant par leur vivacité que par leur constitution saine et robuste.

Les rochers de la vallée , dont le principal élément est le calcaire entrecoupé de quartz et de feldspath, reposent sur un lit d'ardoise. On a trouvé parmi ceux du Gemmi différentes pétrifications : des ammonites, des térébratulites et des bélemnites. On n'a pas encore pu découvrir de traces de métaux, quoique la vallée voisine de Lœtschen renferme plusieurs mines de cuivre et surtout des mines de plomb très-abondantes.

Le naturaliste trouve chaque jour de nouvelles jouissances au sein de cette nature grande et majestueuse dans son originalité, et le botaniste surtout y peut recueillir une riche moisson des plantes alpines les plus rares.

CHAPITRE II.

Historique des bains.

Il est impossible de déterminer au juste l'époque ou les circonstances de la découverte de ces sources. La tradition, les plus anciens écrivains et les vraisemblances, attestent que des chasseurs ou des bergers, rendus attentifs par la chaleur des eaux, se sont convaincus de sa vertu et l'ont fait connaître.

Cependant la vallée, entourée de hautes montagnes et de vastes glaciers, occupée en outre par de sombres et épaisses forêts, resta long-temps sans habitans. Le seul abord praticable se présentait du côté du midi en venant de Loëche, encore était-il très-difficile. On l'appelait encore au 16me siècle la vallée des bois de Loëche (*Debôis*).

Collinus (1), qui écrivait dans ces temps an-

(1) Turris tamen antiquissima jamque ruinam minitans, etc. Collinus de sedun. therm. apud Simler.

ciens, parle, dans son ouvrage sur les thermes du pays, d'une tour qui déjà alors était très-ancienne et menaçait ruine; d'où il faut conclure que la source avait été découverte plusieurs siècles auparavant.

Le même auteur assure aussi que cette tour avait été construite par un nommé Jean Mans, pour servir de retraite et d'abri contre les nombreux vagabonds, surtout militaires, qui traversaient le défilé, passage très-pratiqué pour aller dans l'Oberland bernois, dès que la vallée fut habitée.

Vers la fin du quinzième et au commencement du seizième siècle, les bains avaient déjà acquis de la célébrité à l'étranger. A peu près à cette époque, Jod. de Silinen, évêque de Sion, fit construire l'église de Ste.-Barbe qui existe encore aujourd'hui; on lui dut aussi l'établissement d'auberges plus commodes et de bains plus spacieux.

Après lui le cardinal Mathieu Schinner devint propriétaire des bains et les embellit à son tour. Il fit élever une superbe maison en pierre de taille sur la place, exemple qui trouva des imitateurs chez plusieurs des familles du Valais. Bientôt la principale place, près la source St.-Laurent, fut entourée de belles maisons, d'allées et de boutiques qui lui donnèrent l'aspect d'une ville.

Ces édifices et beaucoup d'autres encore furent détruits le 17 janvier 1719 à 7 heures du soir par une avalanche qui ensevelit 55 personnes et enleva la moitié du village, jusqu'auprès de l'église. Cet effroyable désastre se renouvela en 1758.

Ces catastrophes n'empêchèrent pas les propriétaires de rebâtir les bains et les auberges à la plus grande proximité possible de la source principale, bien que ce lieu fût le plus exposé aux avalanches. On chercha, il est vrai, à les protéger contre ce redoutable ennemi par des digues, moyen très-insuffisant, au lieu d'en venir à l'idée beaucoup plus simple de conduire l'eau seulement à quelques toises plus loin, pour mettre l'établissement des bains à l'abri des atteintes des avalanches.

Après le cardinal Schinner les bains devinrent la propriété de la famille de Werra, de laquelle elle passa dans différentes autres familles, de manière que l'on compte plus de cent propriétaires ou actionnaires.

C'est à ce trop grand nombre de propriétaires et à la crainte des avalanches, qu'on doit surtout attribuer la lenteur avec laquelle s'effectuent les améliorations dont cet établissement serait susceptible.

Toutefois, que les malades et les curieux se rassurent, les dangers ne sont que pour les propriétaires; car la chute des avalanches n'a lieu qu'en hiver, et jamais pendant la saison des bains.

CHAPITRE III.

Des différentes sources.

La source Saint-Laurent, qui est la principale, sort d'un lit d'ardoise, sur la place même du village, après avoir passé sous une grande dalle, recouverte du pavé de la route; elle ap paraît à quelques pieds de là sous une petite chapelle. Elle est beaucoup plus abondante que toutes les autres, et livre à chaque minute plus de 1,800 livres d'eau. Elle est la seule dont on se serve pour la boisson, et fournit l'eau pour les bains, dont je parlerai plus loin. Sa température est de 40°, 5′ R. dans l'endroit où l'on puise l'eau à l'usage des buveurs, et de 40°, 8′ R. à la source même.

Tout près de celle-ci, à quelques pas vers le nord, se trouve celle appelée la *source d'Or*, qui, selon toute apparence, n'est qu'une branche de la précédente. Elle surgit dans l'intérieur du *bain des Messieurs*, où elle fournit de l'eau à l'un des carrés. Comme elle est la seule qui soit fermée, on s'en est toujours servi pour y suspendre des pièces d'argent qui obtiennent par ce moyen une nuance jaune semblable à l'or; tel est sans doute l'origine du nom de source d'Or, dont on l'a baptisée, quoique cette propriété soit commune à toutes les sources minérales de Loëche.

La source la plus voisine de ces deux premières se trouve au-dessus du village dans une prairie marécageuse; on l'appelle le *Bain de pied (Fussbad)* : comme sa température n'est que de 31°, 3′ R., on en fait usage à l'endroit même où elle jaillit. Elle forme un bassin arrondi de quatre pieds de largeur sur une profondeur de trois pieds; elle est recouverte d'un mauvais toit, et entourée de quelques planches. On l'emploie exclusivement aux bains de pieds, surtout pour les malades qui ont des plaies ouvertes, des ulcères atoniques, et d'autres incommodités de ce genre, pour la guérison desquelles elle est en grande renommée; j'en indiquerai la cause.

C'est surtout à cette source qu'on peut bien observer le libre dégagement du gaz, phénomène qui est commun à toutes les autres.

A cent pas environ plus haut on rencontre trois autres sources qui sourdent, très-près l'une de l'autre, au milieu d'une prairie. Elles alimentaient autrefois de leurs eaux réunies le *bain des lépreux* situé plus bas. Celle d'entre elles qui est la plus au midi avait le nom de *source vomitive*. On ignore la cause qui lui avait fait donner ce nom; mais il est probable qu'elle le devait à l'usage qu'on en faisait pour seconder les émétiques, qui s'administraient si fréquemment dans ces bains. Naterer la renferme dans la même catégorie que les autres.

Si l'on doit s'en rapporter au témoignage de Collinus (1), ces sources ont été les premières en vogue, parce que leur situation les met surtout à l'abri des avalanches. A cette considération, on peut encore joindre celle de la proximité de la vieille tour, dont j'ai parlé dans le précédent chapitre, et qui avait été construite pour la sûreté des bains.

Le nombre toujours croissant des baigneurs

(1) Collinus de sedun. thermis. p. 145.

força de recourir à la riche source de Saint-Laurent ; de sorte que l'établissement supérieur tomba plus tard tellement en décadence, qu'il fut fréquenté uniquement par des personnes atteintes de maladies dégoûtantes, ce qui lui valut le nom de *bain des lépreux.*

C'est sur ce point qu'est recueillie l'eau destinée à alimenter le bain des pauvres, nouvellement établi, et qui y est amenée par des tubes de bois.

L'ancien bain *des lépreux* et la tour qui le dominait, n'offrent plus que quelques faibles vestiges.

En s'enfonçant encore plus dans la vallée, à environ 15 minutes du village, sur la rive gauche de la Dala, à l'endroit où un pont traverse son lit, on rencontre une colline arrondie, surmontée d'une croix. Dix à onze sources, plus ou moins considérables, bouillonnent à ses pieds et dans la prairie qui l'avoisine. Leur température varie de 38° à 40° R. On trouvait autrefois dans cet emplacement le bain dit des *Guérisons (Heilbad)* qui a été plusieurs fois détruit par les avalanches. L'eau de ces sources va maintenant se perdre dans le torrent, sans qu'on en fasse aucun usage.

Outre celles dont je viens de parler, il en existe encore quelques autres peu considérables et qui n'ont jamais été mises à profit. De ce nombre sont deux petites sources (dont la température est de 27 à 32° R.), sur la rive droite de la Dala, à dix minutes du bain des *Guérisons* dans l'intérieur de la vallée.

La source dite *Roosgulle*, plus bas que celle de Saint-Laurent, a une température de 29° 5′ R. Elle forme un étang, où les habitans mettent leur lin à rouir.

Encore plus au sud de celle-ci, on rencontre sur le bord opposé de la Dala une autre source, celle du *Staffelin* de 27° 7′ R. de température.

C'est par erreur que quelques auteurs de traités sur les bains de Loëche ont mis au nombre des sources minérales celle dite de *Notre-Dame*. Ce ruisseau se forme de deux ou trois filets d'eau, qui se réunissent et paraissent dans les prairies vers le milieu de la promenade. Il ne coule que du mois de maï au mois de septembre : le reste du temps, son lit est à sec. Son écoulement périodique prouve assez que ce ruisseau, loin d'être produit par une source d'eau minérale, n'est que le résultat de la fonte des neiges.

CHAPITRE IV.

Etablissemens des bains.

Le *bain des Messieurs*, situé seulement à douze pieds de la source St.-Laurent, est un grand bâtiment carré, dont les faces sont construites partie en bois, partie en pierre. La charpente, composée d'un grand nombre de poutres transversales, donne à son intérieur un aspect sombre et triste. La salle est divisée en quatre compartimens qui peuvent contenir chacun de vingt à trente personnes, et qui tous, à l'exception de celui de la source d'Or, ont un cabinet contigu et chauffé, où l'on quitte et reprend ses vêtemens. Chaque carré est pourvu d'un robinet qui sert à l'alimenter. Un courant d'eau circule dans une gouttière, et c'est par ce moyen que les baigneurs peuvent se procurer de l'eau pure pour boire, ou pour se laver les parties du visage qui sont affectées.

La source Saint-Laurent alimente, par le moyen d'un second conduit, le *Bain neuf* ou *Bain Werra*, éloigné d'environ 80 pieds, et qui remplace aujourd'hui l'ancien bain des *Gentilshommes*. Lorsqu'on l'édifia en 1818, on suivit à peu de chose près le plan de celui que je viens de citer. Le nouveau est un peu plus grand et plus commode. Il est également divisé en quatre carrés assez vastes pour contenir chacun de trente à trente-cinq personnes, et séparés par une galerie avec de légères balustrades; il offre encore l'avantage de deux cabinets de toilette par carrés que l'on peut chauffer et qui servent à la séparation des deux sexes. Il y a quatre carrés particuliers pour les personnes qui répugnent à se baigner en commun. Il serait à désirer que le nombre de ces carrés fût plus considérable.

Des *douches* sont établies dans ces deux bains, mais leur construction est encore très-défectueuse. Une pompe pénible à manier et jouant avec bruit conduit l'eau dans les différens cuviers, d'où elle tombe en douches sous différentes formes, librement ou par le moyen d'un tube. L'immobilité de ces cuviers rend toute graduation de la hauteur impossible. Ce n'est que par l'application d'un tuyau plus ou moins grand qu'on peut modifier le diamètre du rayon. La pression est plus ou moins puissante selon la quantité d'eau. La température est aussi sujette à des variations.

Chaque carré est contigu à un appareil de douches dont il n'est séparé que par une porte, de sorte que ceux qui en veulent faire usage peuvent sans autre formalité passer du bain à la douche; c'est aussi en cela que consiste une de ses principales propriétés. On construit cette année un appareil pour les douches ascendantes, et on nous fait espérer que bientôt nous posséderons des bains et des douches à vapeur.

Le troisième conduit, qui part de la source Saint-Laurent, fournit l'eau au *Bain des Zurichois*, ainsi nommé à cause des nombreuses familles de Zurich qui le fréquentaient autrefois presque exclusivement.

De nos jours ce bain, assez mal entretenu, n'est fréquenté que par des malades de la classe la moins aisée.

A côté de celui-ci et sous le même toit se

trouve le bain des *ventouses*, qui est divisé en deux petits bassins.

Il me reste encore à faire mention du *bain des pauvres*, établi depuis peu. Il est situé dans le village près de la Dala, sur laquelle un pont conduit de Loëche au Gemmi. L'eau lui est fournie par l'ancien bain des lépreux. Il se compose de deux carrés et d'autant de chambres pour s'habiller, de douches, et peut contenir au-delà de trente baigneurs, qui reçoivent chaque semaine des secours considérables de la part d'une commission établie ici pour les pauvres. On voit avec plaisir que les bienfaits des thermes de Loëche ne sont pas exclusivement réservés à la richesse ou à l'aisance.

Chaque soir, après avoir lavé les carrés, on y renouvelle l'eau, afin qu'elle puisse se refroidir pendant la nuit. Pour favoriser son refroidissement, on la battait autrefois; au lieu de cette pratique pénible on la fait passer aujourd'hui à son entrée dans les carrés sur des planches percées, ce qui, en la divisant à l'infini, accélère son refroidissement. Malgré ces précautions le bain, pendant certains jours, est encore trop chaud le matin, ce qui tient à un état particulier de l'atmosphère (1). Les bains

(1) De l'observation des qualités chimiques de l'eau thermale, dont je parlerai plus bas, il résulte que plusieurs substances volatiles disparaissent, dès que l'eau entre en contact avec l'air atmosphérique. Leur évaporation donne lieu à des précipités formant des bases essentielles fixes. Ainsi, par exemple, non-seulement les gaz libres se perdent, mais encore le protoxide de fer, qui n'est tenu en dissolution dans l'eau que par le gaz acide carbonique, se précipite quand celui-ci s'évapore, ce qui arrive toujours par le contact atmosphérique.

Une preuve de la rapidité avec laquelle cette précipitation s'opère est fournie par la colorisation des planches par lesquelles découle l'eau thermale dans les bains, ainsi que par la croute ochreuse qui s'attache aux parois des chenaux et au fond des bassins.

Combien d'autres dissolutions ne peuvent-elles pas opérer encore ? Elles ont jusqu'ici échappé à l'observation. Peut-être les découvrirons-nous un jour.

Ces seules remarques feront sentir combien il serait précieux de pouvoir faire refroidir l'eau thermale sans le contact de l'air. D'après mon opinion cela pourrait s'effectuer sans beaucoup de frais en la conduisant par des canaux, bien fermés, à travers l'eau froide pendant un trajet calculé, de manière à la faire arriver dans les bassins à la température de 28 à 29° R.

L'eau thermale ainsi refroidie procurerait l'avantage non-seulement d'apporter avec elle toutes les substances volatiles et fixes dans les bassins, mais encore celui d'y entrer toute pure et entièrement propre pour ressortir d'un autre côté. Le corps du malade se trouverait ainsi toujours entouré d'une lame fraîche et nouvelle de cette eau vierge, qui ne subirait qu'en présence du baigneur les décompositions sont ouverts de quatre heures du matin à dix heures, et de deux heures à cinq heures dans l'après-midi. Après le bain du matin et pendant le dîner, l'eau des piscines ne se renouvelle que partiellement.

Des règlemens de bains pourvoient à la tranquillité, à la propreté et au bon ordre; leur exécution est surveillée par un inspecteur.

On sera peut-être choqué en apprenant qu'aux bains de Loëche les personnes de sexe différent se baignent en commun? N'allez pas vous alarmer, lecteur pudibond, chaste lectrice, entrez avec moi dans les salles de bain, et vous verrez que les règles de la décence y sont strictement observées.

Les baigneurs, revêtus d'une longue robe

partielles, que le contact de l'atmosphère opère à son entrée dans les bains.

Ces avantages en amèneraient encore un autre : celui de prévenir les plaintes des baigneurs, dont une partie trouve l'eau tantôt trop froide, tantôt trop chaude ; il ferait disparaître aussi l'inconvénient d'entrer l'après-dîner dans une eau qui n'est qu'à moitié renouvelée.

Ne pourrait-on pas être autorisé à attribuer l'efficacité constatée de la source dite *des guérisons* (Heilquelle) dans plusieurs maladies des jambes, notamment les ulcères, etc., au développement des gaz (surtout de l'azote) qui s'y opère.

en toile, à laquelle une vaste pélerine en flanelle sert de rochet, sont assis sur des bancs tout autour du bain. Ils ont de l'eau jusqu'au cou, et tous les mouvemens, qui se font pour changer de place, ont lieu dans l'attitude d'une personne assise.

La conversation est ordinairement gaie, amusante et variée, suivant le carractère des personnes nées sous vingt climats divers, qui la veille encore étrangères les unes aux autres, finissent par s'y trouver pour ainsi dire en famille. La lecture des journaux, des jeux abrégent le temps du bain. Chaque baigneur a sur une table flottante son panier ou nécessaire, meuble-nacelle, dans lequel il tient mouchoir de poche, tabatière, verre, etc.; il y prend son déjeûner ou son goûter. Souvent ces tables sont ornées de fleurs des alpes, qui par fois déjà à demi-fanées doivent à l'action de l'eau minérale une nouvelle vie, une nouvelle fraîcheur.

Autour des carrés règnent des galeries à balustres, où circulent les personnes qui veulent s'entretenir avec les baigneurs, et les gens de service qui viennent, avec les peignoirs jetés autour d'une bassinoire remplie de braises, pour recevoir à tour de rôle dans les cabinets les personnes auxquelles ils sont attachés.

CHAPITRE V.

Hôtels et Pensions.

Il y a aux bains de Loëche l'hôtel de la *Maison blanche*, tenu par M. In-Albon, et celui de la *Croix-d'Or* tenu par Mme *Bruttin*. La pension des frères Brunner, de M. Villa, celle de M. Loretan et d'autres.

Ces auberges et pensions sont assez bien entretenues ; on y trouve tout ce qu'on peut désirer, en prenant, bien entendu, en considération les difficultés du transport des provisions à dos de mulet dans des lieux sauvages, et où l'on est obligé, dans l'espace de moins de trois mois, de faire rentrer le prix de location des meubles et auberges.

Si le conseil d'Ebel, d'apporter avec soi toute sorte de bagatelles, comme miroir, verres, café, etc. pouvait se donner, il y a quelques années, aujourd'hui il est sans objet, car on trouve à Loëche tout ce que la nécessité et même le plaisir peuvent réclamer. Autrefois tout le mobilier d'une chambre n'offrait guère qu'une table, quelques chaises vermoulues, des porte-manteaux et des tablettes pour placer les effets des voyageurs. Aujourd'hui au contraire, les chambres offrent des glaces, des commodes, des canapés, enfin tout ce qui tient aux aisances de la vie.

La table est généralement bien servie. On peut régler ses dépenses d'après ses besoins et sa fortune. Il y a des pensions avec logement depuis le prix modique d'un franc jusqu'à 10 fr. de France par jour, et dix sous pour le bain.

On trouve toujours un nombre suffisant de personnes prêtes à prendre des engagemens de service pour la saison des bains, à des prix très-modérés.

CHAPITRE VI.

Routes.

Deux routes conduisent aux bains de Loëche, l'une par le Valais, et l'autre par le canton de Berne. — On compte de Saint-Maurice à Sion 9 lieues, et trois de Sion à Sierre, un des plus beaux bourgs du Valais. De Sierre un chemin s'ouvre pour les bains par Sarquen et Varone : ce trajet de quatre lieues ne peut se faire qu'à mulets. Au-dessus du village de Varone, on traverse une forêt de sapins, et après avoir gravi la montée de Faren, qui est très-raide, on arrive sur une hauteur d'où l'on jouit d'une des plus belles vues sur la vallée du Rhône. A l'est, se montre le bourg de Loëche, et au-dessus, plus au nord, s'élève sur une pente escarpée le village d'Albinen.

De cette hauteur, le chemin descend rapidement au-dessous d'une haute paroi de rocher taillé à pic et au-dessus d'une affreuse gorge dont il est impossible de mesurer la profondeur, et d'où l'on n'entend que faiblement le bruit de la Dala. Ce passage, taillé dans le roc, est nommé les *galeries*, et on le désignait autrefois par le nom *d'échelles de Varone*, parce que jadis on le passait au moyen d'échelles. Quelques personnes lui donnent encore ce nom.

De Sierre on peut se rendre, en continuant la route du Simplon, jusqu'au bourg de Loëche en voiture, d'où l'on a encore 2 lieues 1/2 de montée à mulets à faire pour arriver aux bains.

Au-dessous du village d'Inden, les deux chemins se réunissent; à partir de ce point, il ne reste plus qu'une lieue et demie à parcourir jusqu'aux bains.

Le chemin qui conduit de Berne à Kandersteg, d'où l'on arrive en 6 heures aux bains, traverse le Gemmi. Le passage est un des plus hardis et des plus curieux de la Suisse; ce point seul mériterait une visite. Après avoir quitté l'auberge de Schwarenbach, le voyageur passe à côté d'un petit lac (*Daubensee*), et voit à sa droite un très-grand glacier, le Lammergletscher. Arrivé sur la bauteur du passage appelé la *Daube*, on est saisi d'étonnement à l'aspect du sublime panorama qui s'offre tout-à-coup à la vue. En face, on découvre de l'autre côté du Valais les montagnes gigantesques qui le séparent de l'Italie ; sous les pieds apparaît à une profondeur immense le village des bains.

On descend le revers méridional du Gemmi en zigzag. Cette descente se fait ordinairement à pied, et il ne faut pas moins de deux heures pour la remonter. Malgré la hardiesse de ce chemin, qui est en partie taillé dans le roc, on ne rapporte aucun accident malheureux.

CHAPITRE VI.

Promenades.

Le premier coup d'œil jeté sur la vallée de Loëche dit assez que les visiteurs ou les malades y trouveront des promenades charmantes et variées. Voudront-ils faire un exercice modéré, qu'ils se dirigent vers le nord, au-dessus du village à la distance d'un quart de lieue au plus ; ils rencontreront le *rocher d'amour*, dans les flancs duquel la nature et le temps ont creusé plusieurs grottes remarquables ; de beaux tapis de gazon et quelques groupes de mélèzes semblent jetés autour de ce rocher comme pour rendre le tableau plus bizarre et moins sauvage. Désireront-ils se hasarder à tenter une plus longue course, qu'ils se dirigent encore vers le nord, et après trois quarts d'heure de marche au travers d'une colline boisée et d'un sentier ombragé de mélèzes, ils arriveront à la hauteur de *la chute de la Dala.* Là tout est âpre et sévère, et l'œil suit avec effroi les eaux du torrent qui tout d'un coup se précipitent dans des gouffres de rochers d'une profondeur immense, disparaissent parfois dans des grottes suspendues qu'elles s'y sont frayées, reparaissent ensuite, réfléchissant les couleurs de l'arc-en-ciel, et finissent par disparaître encore avant d'atteindre le lit que leur offre la vallée. Si l'on veut chercher un aspect plus riant dans les échappées de vue, le Gemmi présente ses parois pelées et sauvages, et rien ne manque au tableau.

Une autre promenade très-fréquentée et très-agréable, est celle à la montagne de *Feuilleret*, à l'est du village des bains.

Après avoir dépassé les barrières construites en forme de redoutes contre les avalanches, on rencontre une forêt de mélèzes dont l'aspect semble varier à l'infini pour charmer les yeux du voyageur qui arrive au terme de la course par un chemin bordé de rhododendrons alpestres. Tout-à-coup se déploie à sa vue la belle prairie de Feuilleret avec ses châlets groupés sur une hauteur, où les sociétés diverses se rencontrent, se reposent et fraternisent toujours avec un nouveau plaisir.

A une distance un peu plus considérable (une lieue environ) se remarque un des passages les plus hardis et les plus curieux des contrées alpestres, c'est le chemin *des échelles*, que les habitans du village d'Albinen fréquentent de nuit et de jour pour se rendre aux bains sans être forcés de faire un détour de trois lieues. Le sentier est tracé sur le roc au bord de précipices affreux, et dans les endroits où il est coupé par des anfractuosités, se trouvent des échelles de bois, mal assujéties, sur lesquelles les naturels seuls passent de sang-froid. (Elles sont au nombre de huit).

La promenade *aux glaciers*, qui sert d'horizon à la vallée, offre aussi beaucoup d'intérêt. On y arrive en traversant les pâturages alpestres de *Mayens* pour atteindre les châlets de la *Fluh*. Au retour, on suit le coteau à droite de la Dala et la montagne de *Clavinen*.

Toutefois, la plus attrayante de toutes ces excursions est celle du sommet de la montagne de *Chermignon*. Du haut de son mamelon le plus élevé (*Guckerhubel*), on découvre un admirable panorama. Ce sont les flancs décharnés du Gemmi vus d'un point qui les domine; au midi l'immense et riante vallée sillonnée par le Rhône, au couchant la vallée de Loëche, au levant celle de Lœtschen, puis au sud du Valais l'horizon couronné par l'immense chaîne des alpes du Simplon à la cime géante du Mont-Blanc.

SECONDE PARTIE.

DES PROPRIÉTÉS PHYSIQUES, CHIMIQUES ET MÉDICALES DES EAUX.

CHAPITRE PREMIER.

Propriétés physiques.

Les différentes sources minérales de Loëche ont en général les mêmes propriétés physiques et chimiques. Elles ne se distinguent entre elles que par le degré de chaleur qu'elles ont en sortant de terre, ou par la plus ou moins grande proportion de quelques-unes des substances qu'elles renferment. Elles sônt plus ou moins chaudes selon leur volume et selon qu'elles sortent immédiatement du rocher, ou qu'ayant traversé un terrain plus ou moins meuble, elles se sont mêlées avec l'eau provenant des pluies ou de la fonte des neiges. En outre, on ne peut douter qu'en remontant vers l'origine des filets d'eau les moins abondans et les plus divisés, on ne trouvât leur nombre diminuer à mesure qu'on se rapproche du point de départ, et là leur température sera plus élevée et plus égale.

Cette température varie de 27 à 40° R.

La source Saint-Laurent a 40° 8′ R., l'air atmosphérique étant à 17° R.

Les sources dites des Guérisons (*Heilbad*) de 38 à 40° R.

Les sources du bain des pauvres 37° 4′ R. Celle du bain de pieds 31° 4′ R. et celle du Staphelin 27° 7′ R. L'eau de ces sources est *incolore* et *limpide*.

Cependant de temps à autre, le plus souvent au printemps, la source de Saint-Laurent, ainsi que la source d'Or, se troublent tout-à-coup sans qu'on puisse en assigner la cause. Elles contiennent alors un dépôt grisâtre. Ce phénomène dure ordinairement de 24 à 48 heures au plus, après quoi les eaux reprennent leur limpidité.

L'eau minérale ne se trouble point lors même qu'elle a été exposée à l'air pendant des mois entiers, mais il s'y forme un précipité brun sur les parois et au fond du vase.

Elle est tout-à-fait *inodore*. Il arrive néanmoins que les canaux et les bassins laissent échapper une odeur semblable à celle du gaz hydrogène sulphuré. Mais comme l'eau pure des sources ne présente jamais ce phénomène, il faut l'attribuer à des causes que l'on expliquera plus bas.

Quant au *goût*, elle diffère peu de l'eau chaude ordinaire, si ce n'est qu'elle est moins nauséabonde; ce qui prouve son peu de goût, c'est la divergence d'opinion des divers auteurs à cet égard. Le docteur Payen lui trouve une saveur légèrement métallique, comparable à celle qu'on éprouve en passant entre les lèvres une lame d'acier. Selon MM. Brunner et Pagenstecher, elle est tant soit peu amère, semblable à une solution étendue de sel d'Angleterre. Le docteur Zundel parle d'un goût salin. — Au premier abord elle paraît *douce* au toucher; mais plus tard elle rend la peau rude et sèche, effet qu'éprouvent tous les baigneurs.

Sa pesanteur spécifique est de 10,029 après avoir été refroidie à + 7° C.

Toutes ses propriétés physiques sont *invariables* et restent les mêmes en été comme en hiver, à la suite d'un temps sec ou après de longues pluies.

CHAPITRE II.

Propriétés chimiques.

On a été sans analyse exacte et rationnelle des eaux minérales de Loëche jusqu'à ces dernières années. On ne possédait avant cette époque que quelques recherches chimiques, qui, fautives et incomplètes, portaient l'empreinte des années où la chimie était encore dans l'enfance. Les plus anciens écrivains s'accordent généralement à penser qu'elles contiennent, outre le cuivre et le fer *(æs)* une grande quantité d'or. — Naterer, qui donne les détails les plus clairs sur ces bains, est aussi celui de tous les écrivains de son temps qui a fait les observations chimiques avec le plus d'exactidude, mais ses observations sont encore une nouvelle preuve des immenses progrès que cette science a faits dans ce dernier siècle. Il se déclare pour la présence du fer, et rejette celle du cuivre et du soufre. Après lui vinrent plusieurs autres, parmi lesquels Develey, Morel et Payen indiquèrent d'une manière plus précise les principes chimiques des eaux.

Ce n'est qu'en 1827 que, sur la demande de la Société helvétique des Sciences naturelles, les deux habiles chimistes, MM. le Prof. Brunner et le pharmacien Pagenstecher, de Berne (1), firent, sur les lieux mêmes, une analyse exacte des eaux de Loëche. D'après cette analyse, il est démontré que l'eau de toutes les sources est sensiblement la même; elle contient dans 24 onces d'eau, poids médicinal, à 0° 28'' état barométr. en parties gazeuses :

	Source de St.-Laurent.	Source du Bain des Pauvres.
Acide carbonique........	0,357 grains	0,312 grains
Gaz oxigène............	0,256	0,256
Azote..................	0,462	0,487

(1) Le résultat de leur recherche chimique se trouve décrit dans le premier volume des *Annal. de la Société d'hist. nat.* 1829.

Pouces cubes de Paris.

En parties fixes, 24 onces d'eau contiennent :

	Source de St.-Laurent.	Source du Bain des Pauvres.
Sulfate de chaux	17,083 grains	17,361 grains
— de magnésie.....	2,654	1,879
— de soude	0,678	0,508
— de strontiane....	0,043	0,037
Chlorure de sodium....	0,073	0,124
— de potassium..	0,027	0,010
— de magnesium .	0,036	0,032
— de calcium....	une trace	une trace
Carbonate de chaux	0,476	0,613
— de magnésie...	0,003	0,018
— de protoxide de fer.	0,032	0,028
Silice	0,036	0,100
Nitrate...............	une trace	une trace
	21,241 grains	20,710 grains

Dans toutes les sources, sans exception, on observe un dégagement de gaz, qui s'élève du fond des bassins en bulles de 1/4 et 1/2 pouces de diamètre, et produit un mouvement semblable, en quelqne sorte, au bouillonnement. Dans les sources plus considérables, ce dégagement de gaz est presque continuel, tandis qu'il offre une intermittence de 1/2 à 1 minute dans les moindres.

Ce gaz est parfaitement inodore, et composé, sur 100 parties, de

	Source de St.-Laurent.	Source du Bain des Pauvres.
Gaz acide carbonique...	1,017 parties	0,964 parties
Oxigène	0,462	0,266
Azote	98,521	98,770
	100,000 parties	100,000 parties

L'eau forme un riche précipité, qui, retenu dans des tubes fermés, paraît toujours brun-rougeâtre, mêlé d'une substance blanche cristalline. Le précipité, qui se trouve à l'entrée des petites sources, se présente sous un aspect varié; il est plus ou moins noirâtre, jaunâtre, ou d'un brun rouge, selon le lit de pierre ou de terre sur lequel coule la source.

Soixante grains de ce précipité, choisi aussi pur que possible, est composé de:

Schiste d'ardoise......................	14,00 gr.
Carbonate de chaux	2,40
— de magnésie..................	0,24
Oxide de fer	32,50
Eau	10,00
Perte	0,86
	60,00 gr.

L'eau a, comme je l'ai fait remarquer plus haut, la propriété de donner une couleur jaune aux piecès d'argent. Si elles sont neuves et polies, elles acquièrent une couleur absolument semblable à celle de l'or, pourvu toutefois qu'elles restent entre 48 et 60 heures dans ce courant. Mais si l'on prolonge l'épreuve au-delà de ce terme, la pièce, ainsi métamorphosée, perd son éclat, et prend une couleur rouge-brun sale. Cet enduit doré disparaît par le frottement, et n'est autre chose que de l'oxide de fer qui se dépose pendant que l'acide carbonique, qui le tenait dissous à l'état de protoxide, se dégage. Pendant long-temps cette propriété de l'eau a donné lieu à croire que le soufre était le principal principe minéral des eaux de Loëche, et on les comptait à tort parmi les eaux sulfureuses, tandis qu'aucun réactif chimique n'en découvre la moindre trace dans l'eau pure à la source même.

Il peut cependant se faire que dans l'eau transportée on découvre la présence de l'hydrogène sulfuré, qui doit être attribué à une décomposition de quelques principes constituans ou à un mélange de quelques corps étrangers, présentant eux-mêmes des substances organiques, qui, par leur décomposition, donnent lieu à la formation de ce gaz. C'est aussi de la même manière que s'explique l'exhalaison hydrosulfureuse qu'on aperçoit dans le petit étang d'eau minérale aux sources des *guérisons*, et l'odeur qu'on remarque quelquefois dans les réservoirs, lorsque l'eau minérale y séjourne pendant quelque temps. (1)

La roche d'où sortent les sources, a également été analisée : elle s'est composée, sur 60 parties

De silice	46,90 gr.
— chaux	0,35
— magnésie	0,68
— oxide de fer	3,05
— alumine	7,00
	58.98 gr.

On trouve dans plusieurs endroits de la vallée, principalement sur les rochers qui bordent la Dala, dans le voisinage des sources,

(1) C'est ainsi que M. Payen a constaté la présence du gaz hydro-sulfureux dans plusieurs bouteilles de cette eau qu'il a analysée à Paris.

du sulfate de magnésie en abondance, soumis à l'analyse chimique, on y a trouvé une petite quantité de sulfate de chaux et des traces de nitrate et d'hydrochlorate de magnésie.

L'eau qui alimente la fontaine sur la place a également été soumise à l'analyse chimique; et on a reconnu qu'elle ne contenait qu'une trace de carbonate de chaux : elle est au reste très-pure, et doit être considérée comme une eau potable de première qualité

CHAPITRE III.

Action des eaux.

Quelque exacte, quelque complète que puisse être la dernière analyse chimique des eaux thermales de Loëche, nous ne pouvons pas tirer des conclusions positives de leur composition chimique pour expliquer leurs propriétés médicales. En effet, quoique les principaux sels que contiennent ces eaux (tels que le sulfate de chaux, l'oxidule de fer) leur soient communs avec beaucoup d'autres bains célèbres, cependant leurs effets médicaux sont d'une nature toute particulière.

En faisant ici l'aveu de notre impuissance de pouvoir expliquer d'après les lois de la physique et de la chimie le mélange intime des parties volatiles et des principes fixes qui s'opère dans l'intérieur de la terre, nous signalerons la différence énorme qu'on observe entre les eaux thermales avant et après leur décomposition chimique, différence que l'on peut comparer à celle qu'on remarque dans l'organisme des animaux pendant la vie ou après la mort. Il est des eaux minérales, qui d'après leur composition chimique sembleraient promettre beaucoup d'efficacité, et cependant n'ont presque pas de propriétés médicales, tandis que d'autres dans lesquelles les recherches chimiques auraient de la peine à reconnaître quelque principe actif, n'en exercent pas moins une influence très-prononcée sur les personnes soumises à leur action, telles sont les eaux de Pfeffers, de Gastein, etc.

Le calorique propre aux eaux thermales, bien différent de celui qui se dégage dans nos foyers, l'électricité, le galvanisme, le magnétisme, etc. peuvent avoir une grande part à ces phénomènes, et il est indubitable que, si nous pouvions connaître plus particulièrement leurs liaisons naturelles et leur action réciproque, nous obtiendrions des éclaircissemens infiniment précieux pour nous aider à découvrir les causes des effets que produisent les eaux minérales sur l'organisme animal.

Des observations exactes, continuées pendant une série d'années, jointes aux résultats de l'expérience obtenus par les anciens, sont par conséquent les seules voies sures pour parvenir à la connaissance des vertus et de l'action des eaux minérales.

Les plus anciens auteurs (1) qui se sont occupés des eaux de Loëche, indiquent « qu'elles augmentent les forces digestives et excitent l'appétit, diminuent les affections du « foie et de la rate, qu'elles sont utiles dans « les maladies catarrhales, dans les fluxions, « salutaires pour les paralytiques et dans les « fractures des membres, qu'elles guérissent « les ulcères externes, la gale, les maladies « éruptives de mauvaise nature; » ils disent de plus « que ces eaux dissipent les maladies de

(1) Gundelfinger, de thermis badensibus (en Argovie), 1489.

Sébastien Münster, cosmographie universelle, in-folio, Bâle, 1544.

Conrad Gessner, 1553.

Gaspar Collinus (Ambuel) de sedunorum thermis.

Ægritudinibus autem quam plurimis hæ thermæ medentur. Cum æs medium quasi sit.... atque ideo calefaciat, resolvat, abstergat, exsiccet, stipticet et incarnet; frigidis maxime et humidis morbis conferunt.

« nature froides et humides, et, par contre, el-
« les sont nuisibles dans celles de nature sè-
« che et chaude. »

L'indication et la contr'indication pour l'usage de ces eaux, nous ont été exposées par Constantin de Castello (1) avec bien plus de détail et d'exactitude que ne l'avaient fait ses prédécesseurs. Aux maladies déjà citées, il en ajoute encore plusieurs autres qui ont leur siège dans l'uterus, telles que la faiblesse, ou comme il dit, le refroidissement de cet organe, l'interruption des menstrues, dans les maladies hémorroïdales, dans le commencement de la goutte et du rhumatisme, l'obstruction des glandes et notamment celle du mésentère.

Par contre, selon lui l'eau minérale de Loëche est nuisible 1° aux femmes enceintes; 2° à ceux qui sont atteints de strangurie ou de rétention d'urine; 3° à ceux dont quelques-uns des organes internes sont atteints de consomption; 4° aux éthiques; 5° aux hydropiques, etc.

Ce qui a été jusqu'à présent le mieux écrit sur les vertus des eaux, nous a été fourni par

(1) *Badgespann. Sitten*, 1647.

le docteur Naterer (1). Il a reconnu leurs vertus toniques, apéritives et résolutives, et les a regardées comme le meilleur moyen d'expulser du corps diverses acrimonies. Ces données se trouvent confirmées par les faits nombreux que fournissent des histoires pathologiques écrites avec naïveté.

D'après les observations de mes prédécesseurs et par ma propre expérience, je suis porté à considérer les eaux comme *légèrement excitantes et toniques* (2).

Elle est en général bien supportée par l'estomac et facilement digérée; elle accélère la circulation du sang et de la lymphe, fait prédominer l'action du système artériel sur celle du système veineux, corrige la lymphe, diminue la prédominence du système lymphatique, et paraît même exercer une influence favorable sur la composition de celle-ci. Elle relève

(1) Description des eaux minérales de Loëche. Sion, 1769.

(2) Ce qui prouve l'action tonique toute particulière des eaux, c'est le fait que des malades peuvent séjourner pendant six à neuf heures par jour dans l'eau et continuer cette pratique pendant trois quatre et six semaines sans en être très-affaiblis, et même quelquefois avec augmentation de forces.

donc la vitalité déprimée, et mérite sous ce rapport le titre de *vivifiante*, que déjà la propriété de rafraîchir les fleurs fanées qu'on y plongeait lui avait fait donner depuis longtemps.

Comme elle paraît agir avec énergie sur tous les systèmes de l'organisme, favoriser les sécrétions et par ses principes chimiques déterminer l'absorption des engorgemens ou obstructions, on peut à juste titre la considérer comme *résolutive*.

Enfin, par la propriété qu'elle possède d'augmenter l'activité des fonctions de la peau, d'y diriger et d'excréter certains principes nuisibles au corps, ou ce qu'on nomme vulgairement des humeurs âcres et viciées, on peut justement lui attribuer des qualités *dérivatives* et *dépuratives*.

Le principal effet de ces eaux dépend toutefois en grande partie de la manière dont on les emploie, ainsi que des prédispositions individuelles. En tenant compte de ces circonstances et en fesant une juste application des modes indiqués, on peut être certain de ne pas faire un vain appel aux vertus curatives de ces eaux, dont je viens d'analyser les moyens d'action et les effets.

De ce que nous venons de dire, il résulte que les eaux thermales de Loëche exercent spécialement une action salutaire :

1° Dans les maladies qui dépendent d'un défaut *d'énergie des systèmes nerveux et musculaires* appartenant à ce qu'on nomme vie organique ou végétative, et en particulier à celui du bas-ventre, telles que maladies de l'estomac et des intestins, dispepsie, aigreurs, des diarrhées chroniques, la cardialgie, les coliques, où la boisson de l'eau est de la plus haute importance.

2° Dans les maladies du système sanguin et lymphatique qui dépendent d'une circulation gênée ou imparfaite, et des organes qui contribuent le plus à la préparation du sang telles que, affection du foie, de la rate, obstruction de ces organes; scrophules, et les maladies qui en dépendent, caries, spina ventosa, engorgement glanduleux; hémorragies passives, fluxions muqueuses, pertes blanches, aménorrhée, avortement, etc.

3° Dans les diverses altérations des humeurs

connues sous le nom d'acrimonie ou de dyscrasie du sang, telles que les maladies de la peau, dans les différens genres de dartres, la gale, les humeurs qui voyagent dans l'organisme et qui se portent tantôt sur un organe, tantôt sur un autre; le rhumatisme, etc., et enfin dans un nombre d'affections extérieures, dans les ulcères atoniques invétérés, caries, fistules, tumeurs de membres, les ophtalmies chroniques, etc.

Au contraire, l'usage de ces eaux est nuisible dans les maladies provenant d'une irritabilité excessive du système nerveux et sanguin, avec prédominence du sang artériel, telles que inflammation, fièvre, etc. ou dans les maladies des organes avec tendence de destruction, et qui peuvent avoir une terminaison fâcheuse par un surcroit d'excitation, tels que la phthysie pulmonaire, les affections du cœur, anévrisme, suppuration de viscères, engorgemens scirrheux, tabès, cancer, etc.

Aux personnes disposées à l'apoplexie cérébrale et aux hémorragies actives; leur usage doit aussi être interdit; aux sujets atteints de maladies vénériennes, et ce n'est que lorsque tout principe syphilitique sera détruit, que l'on pourra faire usage des eaux de Loëche, contre les suites d'un traitement antisyphilitique, sur lesquelles elles agissent avec efficacité.

CHAPITRE IV.

Emploi des eaux.

On emploie les eaux minérales de Loëche en boisson, en bains, en douches, en lavemens, en lotions; rarement fait-on entrer dans la cure l'emploi de leur sédiment.

Cure par la boisson.

Les eaux bues peuvent constituer à elles seules la méthode curative; cependant le plus ordinairement elles sont employées concurremment avec les bains.

On boit l'eau thermale le matin à jeûn, et on la puise à cet effet immédiatement à la source de St.-Laurent à sa température naturelle de 40° 5′ R.

On la boit aussi, mais rarement, après le repas, en se baignant. Chez plusieurs individus, elle hâte la digestion. Sa température élevée, qui empêche d'y tenir la main longtemps plongée, ne produit cependant en la buvant qu'une sensation douce et agréable.

L'on commence communément par en boire un, deux, trois verres ordinaires; on augmente d'un verre par jour jusqu'à six, dix, douze et plus, selon les cas, et l'on continue cette dose pendant quinze jours, après quoi l'on diminue le nombre des verres dans la même proportion. L'on fait une pause entre chaque verre en faisant un exercice doux, qui ne doit jamais aller jusqu'à la fatigue; la promenade nouvellement construite en donne la mesure; on sait que l'allée et le retour exigent de 15 à 20 minutes de marche.

Lorsque le temps est humide, il est préférable de se promener dans les corridors ou dans les salons des aubergers voisines. On ne déjeûne qu'une demi-heure après le dernier verre.

Le nombre des verres qu'on doit boire ne peut être déterminé : il varie suivant l'âge, le sexe, la constitution du malade, selon la nature de la maladie, et le but qu'on se propose. On a tout-à-fait renoncé à l'ancien usage qui consistait à prendre de cette eau thermale autant que la capacité de l'estomac pouvait le permettre. On conseille généralement aujourd'hui d'augmenter la dose par degrés, soit pour en observer graduellement les effets, soit pour connaître la susceptibilité du malade.

Il arrive souvent, surtout lorsqu'il existe une grande irritabilité de l'estomac ou du système nerveux, que des nausées et autres malaises obligent de diminuer la dose des eaux, de les couper avec du lait de chèvre, du petit-lait, ou une infusion de tilleul, ou même d'en suspendre l'usage.

Cette eau n'est jamais plus efficace que lorsqu'elle est bue à la source même; alors elle est mieux supportée et n'occasionne ni renvois ni pesanteurs d'estomac, etc.

Quelquefois à la cure, par la boisson, on conseille de joindre des bains plus ou moins prolongés, ou bien on les interdit absolument. Aux bains de Loëche on réunit le plus souvent les deux modes d'emploi, et l'on boit un, deux verres à la source avant de se rendre au bain, et là on prend encore deux ou trois verres de l'eau qui coule d'un robinet, qu'on ouvre à volonté.

De la cure par les bains.

Les bains sont encore beaucoup plus usités que la boisson, les étrangers font rarement la cure uniquement, par celle-ci; cependant par l'usage extérieur exclusif, on obtient des résultats très-avantageux, notamment dans les affections mentionnées page 56. Souvent on fait précéder la baignée d'une cure par la boisson avec le plus grand succès.

On commence la baignée par une demi-heure ou une heure, en augmentant d'une heure par jour jusqu'à ce qu'arrivé au sixième jour on reste dans l'eau six à huit heures, dont trois à cinq le matin et un à trois l'après-diner. Quand on en est venu au nombre d'heures fixé par le médecin, on continue suivant les circonstances pendant l'espace de dix à seize jours, cela s'apelle la *haute baignée;* ensuite on diminue le nombre des heures successivement et dans la même proportion, ce qu'on nomme la *débaignée*, de manière que la cure entière dure vingt à trente jours.

Ici comme pour la cure par la boisson, la durée des bains et leur température doivent varier d'après la constitution, l'âge, le sexe et l'état du malade, comme aussi d'après la maladie et l'effet des eaux. L'usage des bains variera selon l'effet qu'on en attend ; à moindre dose et moins chauds ils agissent comme toniques, à dose plus élevée comme dérivatifs. On doit cependant faire une différence essentielle entre la cure, où l'éruption cutanée doit être regardée comme une chose principale, et celle où elle n'apparaît qu'accidentellement. Comme cette éruption a toujours été considérée comme le phénomène principal, d'après la marche duquel on détermine la durée des bains, je lui consacrerai le chapitre suivant

Ceux qui font usage des bains se transportent le matin à jeûn dans des cabinets chauffés où ils échangent leurs vêtemens contre un manteau de bains qui descend jusqu'aux pieds et est garni d'une pélerine. Ainsi affublé l'on entre dans l'eau jusqu'à mi-corps avant d'ouvrir la porte qui conduit au carré, et l'on se dirige dans une attitude courbée vers un banc du bassin. Celui qui n'observe pas cette règle, s'expose à des éclats de rire de la part des baigneurs qui ne manquent pas de l'inviter ainsi à se conformer dorénavant à l'usage établi.

Dès qu'on a bu la quantité prescrite d'eau thermale, ou reçu la douche ordonnée, on conseille à ceux qui en sont déjà à la haute baignée de déjeûner dans le bain. Ce repas se compose ordinairement de lait, de bouillon, de café ou de chocolat. Ceux qui n'ont à passer que peu d'heure dans le bain, feront mieux de déjeûner chez eux après. On rentre chez soi habillé chaudement; l'on se met pendant une demi-heure dans un lit bassiné, pour y attendre la transpiration ou la provoquer, si elle tarde.

Si les menstrues apparaissent pendant la baignée, on la suspend pour quelques jours. Cette évacuation est souvent modifiée par les bains, elle en est ordinairement accélérée et augmentée.

Douches.

On prend les douches descendantes dans les cabinets de douche, attenans aux carrés où le malade les reçoit debout, assis ou le plus souvent couché. Quelquefois on la prend dans le bain même, au moyen d'un tuyau, surtout celle en arrosoir qu'on dirige sur la figure.

La durée ordinaire de la douche varie de cinq à vingt minutes; pendant ce temps l'on promène le jet sur une surface étendue de la peau ou sur la partie malade seule, ou enfin, comme moyen dérivatif, sur une autre éloignée de la partie souffrante.

Les frictions ou massages, si recommandés dans d'autres bains comme favorisant les effets de la douche, sont rarement employés ici. Un local particulier est consacré à la douche ascendante. Aux bains de Loëche les douches sont mises fréquemment en usage; on s'en sert non-seulement dans les maladies extérieures, les nombreuses affections cutanées, notamment dans les dartres d'ancienne date ou accompagnées d'atonie, pour produire une irritation salutaire sur les parties les plus affectées, mais on l'administre encore comme résolutif efficace dans des maladies internes. Ces effets sont admirables dans les tumeurs intérieures, les obstructions du foie, de la rate, les glandes mésentériques, ainsi que dans l'atonie des viscères. On les emploie encore avec succès dans les rhumatismes, la goutte, les tumeurs articulaires et celles des glandes, la sciatique, les paralysies, etc.

Quelque recommandable que puisse être ce mode d'appliquer l'eau thermale exclusif ou combiné avec la baignée, et quoiqu'il ait triomphé d'un grand nombre de maladies, qui avaient résisté aux remèdes les plus efficaces, il faut cependant l'administrer avec une grande prudence, afin qu'il ne produise pas des effets de stimulation contraires au but qu'on se propose, en irritant mal-à-propos des organes atteints d'une inflammation occulte qu'on rend ainsi aiguë, ou en accélérant la destruction d'un organe qui tend déjà à la désorganisation.

On emploie fréquemment les eaux de Loëche en *lavemens*. Les injections dans le rectum réussissent surtout pour combattre les constipations opiniâtres, et même dans quelques cas de diarrhée chronique.

Les lotions, avec l'eau minérale, se font avec succès dans les différentes affections cutanées de la face, la couperose, les dartres, etc.

Le sédiment est employé avec avantage sur les plaies et les ulcères atoniques.

CHAPITRE V.

Poussée.

C'est sous le nom de *poussée* qu'on désigne l'éruption cutanée produite par nos eaux.

Dans la règle la poussée paraît du sixième au douzième jour, son apparition ainsi que sa marche peuvent, comme dans les fièvres exenthématiques, être divisées en trois périodes principales.

Celle de l'éruption. Les prodrômes sont quelquefois presque imperceptibles, et la poussée arrive sans trouble des fonctions ; le plus ordinairement elle s'annonce : par manque d'appétit, langue chargée, soif, frisson, sommeil inquiet et interrompu, lassitude générale, mouvement fébrile. La poussée paraît caractérisée par rougeurs, sentiment de piqûres, démangeaisons incommodes, d'abord à l'entour des genoux et des coudes, s'étendant ensuite aux bras et à l'avant-bras, plus tard aux cuisses, aux pieds, surtout aux chevilles, enfin à la poitrine et partout le corps, sauf le visage et les mains, qui sont ordinairement épargnées.

Dans cette période un vomitif produit souvent d'excellens effets; jadis on ne négligeait jamais de l'administrer, aujourd'hui on ne le donne que dans les cas où il y a indication positive.

La seconde période comprend le développement de l'exanthème. Lorsque l'éruption a paru, on voit en général diminuer les symptômes de malaise, mouvement fébrile, etc., quoique la poussée continue d'augmenter et de s'étendre. L'appétit reparaît souvent plus vif même qu'il n'était auparavant.

Si la poussée prend une très-grande intensité, comme il arrive dans certaines prédispositions, le sentiment de démangeaison, de gêne, se change en une véritable cuisson, qui s'augmente par le séjour du lit; l'urine se trouble, il y a souvent constipation, soif intense, défaut d'appétit, sommeil inquiet, frissons fréquens, et le malade alors ne se trouve bien que dans l'eau, aussi attend-il impatiemment l'heure du bain. Il y a des cas où la poussée s'accroît tellement, que la peau prenant dans quelques places une teinte rouge écarlate et même livide, devient bientôt luisante, tendue, et donne un suintement d'une matière liquide, âcre, jaunâtre, qui ne prend que très-rarement l'apparence purulente. Le malade ne pouvant plus marcher se voit forcé de se faire porter au bain, où ses douleurs augmentent d'abord, mais ne tardent pas à se calmer.

C'est dans ces cas que des fomentations, appliquées avec des linges imbibés d'eau thermale, soulagent beaucoup le malade pendant les douleurs de la nuit.

Lorsque la poussée est parvenue à son apogée, elle diminue successivement et c'est alors que commence la troisième période, celle de la *desquamation*, et avec elle commence aussi la débaignée.

Cette période s'annonce par la diminution de rougeur, par la tuméfaction et le prurit, etc. Les vésicules, qui formaient l'éruption, se sont ouverts, la matière contenue est entraînée par les bains, la peau devient plus sèche et plus rude, l'épiderme se détache, et tombe en lamelles farineuses ; la sensation doulou-reuse de la cuisson se transforme en déman-geaisons légères, qui cessent aussi peu à peu.

L'aspect de la poussée n'est pas toujours semblable : tantôt elle ne présente que de pe-tites plaques rouges, mais qui s'étendent tous les jours, jusqu'à ce qu'elles aient envahi la plus grande partie du corps. La rougeur dis-paraît sous la pression du doigt.

Par sa ressemblance avec l'érythème et l'é-rysipèle, on pourrait appeler cette poussée *érythémateuse* dans les cas légers, *érysipéla-teuse* dans les cas plus graves.

Une forme différente de celle-ci est celle où d'abord il ne se forme que de rares et pe-tites élevures, mais qui augmentant et se mul-tipliant de jour en jour, affectent de la manière ci-dessus décrite, d'abord les genoux, puis les coudes, l'avant-bras et les pieds. Un point blanc se montre à leur sommet, leur base est entourée d'une aréole arrondie, les unes crè-vent, et laissent écouler une liqueur visqueuse, quelquefois mêlée de sang, si le malade venait à se gratter; les autres plus petites se remplissent aussi de la même matière. On pourrait bien appeler cette poussée, *pustuleuse*. Son éruption, un peu plus lente que dans le cas précédent, tend à affecter plus constamment les mêmes places. Sa disparition est aussi plus lente ; la tension et la tumeur de la peau sont moindres, la sensation qu'on y éprouve est plutôt une piqûre incommode qu'une cuisson douloureuse. C'est le contraire dans la poussée érysipélateuse.

S'il reste encore de la démangeaison après la disparition de la poussée, quelques ventouses seront appliquées avec avantage.

Il n'est pas rare de voir prendre à la poussée l'aspect des dartres, surtout lorsqu'il existe une acrimonie dartreuse, ou que celle-ci a été répercutée.

Souvent au lieu de la poussée, ou en même temps qu'elle, il se montre une plus ou moins grande quantité de furoncles, dont le cours est celui des furoncles ordinaires, et qui se terminent par la suppuration.

La poussée, qu'on désigne sous le nom de *poussée blanche*, n'est autre chose qu'une augmentation de la sécrétion sébacée des glandes de la peau. Dans ce cas la transpiration devient visqueuse. Cette espèce de poussée a un cours très-benin ; mais on l'observe rarement.

En général la poussée des bains paraît tantôt très-prompte et très-forte, tantôt lente et peu intense, restant pendant un certain temps dans le même état ou disparaissant pour reparaître plus tard. Il est donc difficile de prophétiser au baigneur s'il aura une poussée forte ou legère, et de quelle durée elle sera.

L'éruption se fait quelquefois sans fièvre; d'autrefois la fièvre est forte, sans que l'éruption y corresponde. L'état atmosphérique exerce une grande influence sur la marche de la poussée et sur son intensité. L'apparition des menstrues diminue ordinairement la poussée, qui peut aussi prendre une marche rétrograde sous l'influence de plusieurs causes, telles que refroidissement, etc.

La poussée est un phénomène constant et propre aux eaux thermales de Loëche; elle ne peut pas être considérée simplement comme un effet accidentel, car cette éruption paraisant toujours, à peu d'exceptions près, ne varie qu'en intensité. Dans plusieurs bains de la

Suisse, comme à Baden (Argovie), Schinznach, elle se montre rarement, et alors seulement au quinzième ou vingtième jour de la baignée, et elle n'est jamais aussi forte. A Pfeffers on entreprend une cure toute particulière pour obtenir la poussée des bains.

Sans doute on attribuera cette poussée abondante à la méthode depuis long-temps usitée aux eaux de Loëche, à l'action de ses bains chauds et prolongés. Ces circonstances ne peuvent manquer d'y contribuer beaucoup : deux observations viennent cependant infirmer cet argument.

1° Dans beaucoup de cas l'éruption cutanée se manifeste lorsqu'on a pris les bains de 26° à 28° R. et qu'on y est resté à peine trois heures par jour.

2° Elle paraît quelquefois chez ceux qui se contentent de boire les eaux sans faire le moindre usage des bains. On ne pourrait donc pas attribuer cette éruption à la simple stimulation extérieure que détermine sur la peau la chaleur de l'eau ou l'action des élémens qu'elle contient.

Quoique la poussée puisse être regardée

comme un effet propre aux eaux thermales de Loëche, je suis néanmoins très-éloigné d'admettre que cette éruption constitue la condition *sine qua non* d'une guérison complète.

Je pourrais, au contraire, citer un grand nombre d'exemples, où avec une poussée très-faible, la cure a eu un succès complet. On ne saurait donc l'adopter comme mesure absolue de la réussite d'une baignée. Cette opinion est partagée par M. le docteur Gay, auquel une vieille expérience et des talens profonds ont acquis une réputation si justement méritée.

On ne peut en général contester son grand avantage dans les maladies où il s'agit de faire cesser une diathèse particulière des humeurs, comme dans les cas dartreux, psoriques, artritiques, scrofuleux, etc., et dans ceux où une humeur répercutée doit être ramenée à la surface de la peau pour l'éliminer ensuite par la baignée et les remèdes intérieurs. On peut en attendre le même avantage lorsqu'on veut exercer une action sympathique sur les organes intérieurs par voie de dérivation.

Cependant l'apparition de la poussée n'est qu'accessoire ou même inutile chez les individus où il ne s'agit que de ramener les forces, et de donner du ton à quelques organes, dans des maladies légères de la peau, etc.

Du reste il ne faut point perdre de vue que les bains n'évacuent pas seulement par cette voie critique (la poussée) les matières morbifiques, on en a la preuve dans l'augmentation de la transpiration cutanée sans éruption, celle de la sécrétion urinaire et des évacuations alvines.

CHAPITRE VI.

HYGIÈNE DES BAIGNEURS.

Régime à suivre avant, pendant et après la cure.

La conduite que l'on doit suivre varie selon l'âge, le sexe, le tempérament et les différentes maladies ; c'est au médecin à la déterminer, et il serait utile dans certains cas que le malade lui remît l'historique de la maladie, rédigé par le médecin ordinaire.

Dans certaines circonstances un traitement préparatoire doit précéder l'usage des eaux. Les personnes pléthoriques, disposées aux congestions, devront être saignées : des évacuans conviennent à celles qui sont affectées d'embarras gastriques ; plus souvent ils sont donnés dans les premiers jours de la cure ou sur la fin. Un repos d'un ou plusieurs jours est convenable pour les personnes qui ont fait un long voyage.

La gradation dans l'usage des eaux est fondée en raison ; ce n'est que lentement et peu à peu qu'elles peuvent produire des effets salutaires, leur usage précipité non-seulement entrave la guérison, mais entraîne de graves inconvéniens ; on doit commencer par de faibles doses et n'augmenter que d'après l'état du malade. C'est une erreur de croire qu'il faille favoriser la poussée par des boissons échauffantes, ou par des bains trop chauds ; cette conduite peut déterminer des accidens fâcheux, tels que fièvre, convulsions, congestions, etc. et en outre on n'obtient pas les résultats désirés. La matinée est le temps le plus convenable pour l'usage des eaux. La douche sur l'estomac et sur les viscères abdominaux ne doit se prendre qu'avant le déjeûner. Les baigneurs, qui ont quatre à cinq heures à rester dans l'eau, devront s'y rendre de bonne heure, afin qu'il leur reste du temps pour se promener avant le repas.

Voici l'emploi de la journée par un baigneur qui est à la haute baignée. A quatre ou cinq heures du matin il se rend au bain, d'où il ne sort qu'à huit ou neuf heures ; il reste une demi-heure ou une heure au lit, il se promène jusqu'à onze heures, prend son repas, est libre jusqu'à trois ou quatre heures, puis retourne au bain jusqu'à cinq. A six heures il dîne et fait une courte promenade, il passe le reste de la soirée en société, devisant, jouant ou dansant suivant ses gouts, et se couche à neuf ou dix heures. Les bals ne se prolongent jamais au-delà de minuit.

En entrant dans l'eau on ne doit pas immédiatement se placer dans la partie voisine du robinet qui est toujours la plus chaude, on doit la laisser à ceux qui sont à la haute baignée; il convient d'y rester la tête couverte. On doit éviter de se fatiguer la vue par trop de lecture, surtout si les yeux sont délicats, la vapeur de l'eau irrite déjà cet organe. La chaleur invite au sommeil, toutefois il est dangereux de s'y livrer.

La nourriture est bonne et convenable à Loëche; ici, comme dans les autres bains, il faut s'abstenir autant que possible des viandes noires et épicées, de ragoûts, de la pâtisserie, de la salade, de fruits peu murs et acidulés, etc. Les baigneurs doivent surtout se garder de s'exposer à prendre froid ; car c'est là un des dangers de cette contrée, où les variations de l'atmosphère sont si promptes. On conçoit d'ailleurs que les malades doivent prendre d'autant plus de précaution, spécialement pendant la poussée, que la peau dans cet état est devenue plus sensible et irritable à l'excès. On évitera de se promener à la fraîcheur du soir; je donnerai même aux malades le conseil d'apporter des vêtemens très-chauds, manteaux, pelisses, socques, etc.

Un exercice doux contribue beaucoup à la réussite de la cure, pourvu qu'il ne dégénère pas en fatigue. Les promenades nombreuses qu'offrent les environs des bains seront autant d'exercices favorables au succès des eaux. Mais que les baigneurs n'entreprennent pas les courses fatigantes du Gemmi, des glaciers, du *Guckerhubel*, etc. pendant la cure; ils ne devront les faire qu'en sacrifiant les premiers jours après leur arrivée.

Dans les promenades, soit à pieds soit à mulets, ils devront surtout faire attention de ne pas s'exposer aux changemens brusques de température qui sont très-fréquens dans nos montagnes. — Les malades feront bien de suivre le même régime encore quelque temps après la cure.

Bien que les eaux de Loëche produisent dans presque tous les cas où il y a indication raisonnée de leur emploi, des effets apparens, immédiats et durables, il arrive parfois que leur influence est plus lente à se produire. Il est tels malades qui s'effraient des accidens que détermine l'emploi des eaux, des symptômes disparus qui représentent de l'aggravation du mal dont ils espèrent se guérir. D'autres se lamentent de ne pas éprouver sur-le-champ les salutaires et prompts effets d'une guérison radicale. Ces craintes sont presque toujours puériles, ce découragement sans motif. Dans le premier moment du traitement, les malades doivent s'attendre à être ce qu'on appelle *éprouvés* par le traitement; les accidens qu'ils redoutent ou dont ils se plaignent, sont autant de pronostics de guérison. Souvent l'effet de la cure ne se fait sentir que quelque temps après qu'elle est terminée. Dans certains cas il faut la renouveler. Il n'est même pas rare de voir des malades, complètement guéris, venir consolider leur santé par une seconde cure, sorte d'hommage de reconnaissance pour les eaux de Loëche.

Les bornes restreintes de cet Essai ne me permettant pas d'y ajouter un traité de pathologie et de thérapeutique, je me contenterai, après avoir indiqué les principales affections dans lesquelles les eaux de Loëche m'ont paru agir avec succès, de citer à titre d'appendice quelques faits observés dans ma pratique personnelle, ou recueillis dans les notes laissées par un de nos estimables praticiens, feu M. le docteur Monier. Je me réserve plus tard, après avoir réuni moi-même un nombre suffisant de faits consciencieusement observés, de donner un aperçu plus concluant et plus détaillé.

I. *Maladies des voies digestives.*

Les eaux de Loëche s'emploient avec succès contre l'affaiblissement des forces digestives, la sécrétion viciée du suc gastrique, le pyrosis, la diarrhée chronique, la gastralgie, surtout lorsqu'elle provient de la métastase, d'affections cutanées, la colique saburrale, la colique purement nerveuse et celle des peintres.

— Une servante de 26 ans, d'un tempérament lymphatique, n'ayant cependant pas de leucorrhée, était sujette depuis trois ans à des crampes d'estomac, qui s'exagéraient à la suite de l'ingestion des moindres alimens. Elles s'accompagnaient en pareil cas de bouffées de chaleur à la face, de nausées et même de vomissemens. Divers remèdes avaient été employés sans succès durable, plusieurs anti-spasmodiques, l'oxide de zink uni aux opiacés, à la magnésie; le sous-nitrate de bismuth, tout cela avait échoué : la malade maigrissait; je conseillai l'usage interne des eaux. Elles furent d'abord administrées par demi-verre, coupées avec du lait de chèvre, trois fois par jour. Comme elles étaient très-bien supportées, j'arrivai par gradation à faire prendre six verres d'eau pure dans une matinée. Au bout de douze jours, quelques bains furent ajoutés au traitement interne, et le dix-huitième jour la guérison me paraissant complète, la malade quitta les eaux. J'ai appris depuis que l'affection ne s'était plus représentée.

— Un homme de 40 ans, d'un tempérament bilieux, était sujet, depuis plusieurs années, à des accès de crampes très-violentes vers le creux de l'estomac : les crampes revenaient fréquemment, mais sans période fixe, tantôt au bout de quatre ou cinq jours, tantôt après huit ou neuf. L'ingestion des alimens, des boissons, la fatigue n'étaient jamais pour rien dans leur détermination ; les accès étaient quelquefois si forts, qu'ils arrachaient des cris au pauvre malade, qui cherchait dans toutes les postures possibles quelque soulagement à ses douleurs. Le castoreum, l'éther, le laudanum de Sydenh : toutes sortes d'applications extérieures, successivement essayées, n'amenèrent aucun bon résultat. Les eaux, employées pendant trois semaines, tant à l'intérieur qu'à l'éxtérieur, produisirent la complète résolution de ces symptômes.

II. *Affections du foie et altération du système de la veine porte.*

Nos eaux minérales conviennent dans les engorgemens du foie, de la rate et du pancréas, soit à la suite des inflammations aiguës, soit des fièvres intermittentes. Elles sont encore employées avec succès dans les obstructions de ces viscères et des glandes mésentériques, dans les cas où la sécrétion de la bile est altérée ; elles conviennent aussi dans les hypochondries qui proviennent d'un obstacle dans la circulation de la veine porte et dans les affections hémorroïdales.

— M. de L . . . ., âgé de 46 ans, avait un tempérament mélancolique, une constitution très-robuste, mais usée par des campagnes multipliées. Depuis nombre d'années l'hypochondre droit était le siége d'une tuméfaction considérable et de douleurs sourdes, présentant des exacerbations fréquentes et irrégulières. Il y avait en outre des douleurs dans les lombes, un sentiment de distention à l'épigastre, des renvois acides, des flatuosités, des alternatives de constipation et de diarrhée, des hémorroïdes paraissaient de loin en loin : l'état moral était facilement enclin à la tristesse. Les antiphlogistiques, quelques purgatifs, des préparations soufrées, des frictions mercurielles, des applications de sangsues à l'anus avaient été employés inutilement; lorsqu'il vint à Loëche, les eaux furent administrées pendant une trentaine de jours sous forme de bains, de boissons, de lavemens, de douches dirigées sur la région du foie. La tuméfaction, les douleurs et les autres symptômes cédèrent successivement. Un flux hémorroïdal survenu le septième jour de la cure, eut aussi une très-heureuse influence; la santé se rétablit, et n'exigea plus pour être entretenue qu'un régime convenable.

— Madame Ch....., d'un tempérament sanguin, eut, en 1832, une hépatite (inflammation du foie), à laquelle succéda une tuméfaction sensible dans la région du foie. Un traitement convenable fut fait: la malade vint ensuite à Loëche, ayant une grosseur apparente sur le côté droit, qui devenait plus douloureuse par la pression; ces symptômes extérieurs étaient accompagnés de constipation. Elle prit d'abord l'eau à l'intérieur jusqu'à effet purgatif, puis on diminua successivement la dose, en y ajoutant les bains. Le cinquième jour de la baignée, une poussée pustuleuse se montra, la tension du côté droit diminua en même temps, et au dixième jour la pression n'y était plus douloureuse; alors on dirigea des douches sur cette partie, les prolongeant peu à peu jusqu'à vingt minutes, deux fois par jour; la malade les supporta bien. La tuméfaction du foie, et tous les accidens qui en résultaient, avaient déjà diminué lorsqu'elle quitta Loëche. Six semaines après elle était parfaitement rétablie.

III. *Maladies du système lymphatique et quelques diathèses.*

L'action qu'exercent ces eaux sur le système lymphatique, en agissant sur la composition de la lymphe, explique leur utilité dans les affections *scrophuleuses*, surtout atoniques (humeurs froides), la tuméfaction des glandes, les tumeurs blanches, la carie, etc. Mais il y aurait une contre indication si ces affections étaient accompagnées d'un état inflammatoire, ou de fièvre intense, ou si la maladie était trop avancée.

— Mr. le comte de F...., âgé de 19 ans, d'une constitution éminemment lymphatique, d'habitus scrophuleux, souffrait depuis deux ans d'une diarrhée presque continuelle, qui durait cinq à six jours de suite, et ne laissait qu'un ou deux jours d'intermission. Les évacuations étaient muqueuses et sanguinolentes ; elles laissaient après elles une grande faiblesse. Il fut envoyé aux eaux de Loëche par un médecin célèbre, dans l'espoir que l'excitation de ces eaux produirait à la fois une dérivation salutaire et modifierait chez lui la prédominence du système lymphatique. Cet espoir ne fut pas déçu. Le jeune homme prit les douches le long de l'épine du dos et les bains, qu'on fit durer jusqu'à six heures par jour. Sous cette influence, les évacuations étaient devenues moins fréquentes : bientôt elles se régularisèrent ; les forces du malade se développèrent en même temps, et tout le monde fut surpris du changement qui s'opéra dans son état général. Il passa l'hiver à Nice et revint à Loëche l'année suivante pour assurer sa guérison.

— Un adolescent lymphatique fit une chute sur le genou, une tumeur s'y développa, s'ouvrit, et laissa voir que le fémur était carié, des fistules persistèrent, et un écoulement sanieux s'opéra par cette voie. Cautérisation, injections, médications internes, tout échoua; impossibilité de marcher ou même de fléchir le membre. Arrivé à Loëche, exfoliation de l'os malade dans le bain, cicatrisation et amélioration notable de la constitution.

Dans la diathèse scorbutique les eaux minérales n'offrent pas les mêmes avantages; quand on les a vues s'amender, c'était moins sous l'influence de ces eaux que grâce à la pureté de l'air et par l'effet du changement de climat et de manière de vivre. L'eau prise en boisson augmente plutôt dans ces cas le saignement des gencives.

Si presque toujours elles sont employées avec succès dans le traitement des ulcères atoniques, les cas de nature scorbutique doivent cependant être exceptés.

IV. *Maladies des organes sexuels de la femme.*

L'apparition régulière des menstrues donne la mesure de la santé chez la plupart des femmes. Les eaux de Loëche ont l'influence la plus salutaire sur les nombreux dérangemens de cette fonction ; elles favorisent l'apparition du flux périodique, le régularisent et le rappellent lors même qu'il a été supprimé pendant de longues années, pourvu que la suppression n'en soit due à aucune altération organique. Leur usage favorise le développement des jeunes filles et combat efficacement les accidens qui accompagnent trop souvent la première menstruation, tels que douleurs, convulsions, crampes, etc. Elles conviennent aussi à l'âge critique. — On s'explique dès-lors leur succès dans la chlorose (les pales couleurs), dans la leucorrhée (fleurs blanches), qui remplacent si souvent le flux normal, mais seulement quand elles s'accompagnent de l'atonie de la membrane muqueuse et non d'un état d'irritation.

Elles conviennent aux femmes qui ont conservé à la suite de couches laborieuses un relâchement des organes, une paralysie des extrémités inférieures, et aux femmes sujettes à l'avortement par les mêmes raisons.

Quant à leur réputation dans la stérilité, tout dépend de la cause; elles réussiront lorsque la cause rentre dans un des dérangemens que nous avons énumérés.

— Mademoiselle H. de P . . . . . ., âgée de 17 ans, d'un tempérament nerveux, sanguin, avait eu un accroissement très-rapide; à la première apparition des menstrues, elle éprouva des accidens graves, congestion à la tête, douleur à l'hypogastre, convulsions; le flux parut une seule fois, et peu abondant; elle perdit l'appétit: les joues et les lèvres pâlirent considérablement; le ventre se gonfla; elle tomba dans un abattement général. Des toniques et des dérivatifs furent mis en usage. Elle vint à Loëche au printemps. Deux semaines après le retour des bains, la menstruation reparut, et eut, depuis, son cours régulier; la santé a été parfaite dès ce moment.

— Une fille de 28 ans, assez bien constituée, mais plutôt lymphatique, éprouva, dès le mois de septembre 1832, une suppression subite des menstrues par l'effet d'une affection morale. Des accidens histériques se manifestèrent, et en même temps congestions vers la tête, affaissement général et trouble des facultés intellectuelles, tellement progressif, qu'il en résulta une véritable manie. Le caractère de cette manie était celui de la mélancolie religieuse. Diverses médications, tendant les unes à rétablir le flux menstruel, les autres à combattre l'affection morale, furent essayées sans succès pendant tout un hiver. En vain la fit-on changer de climat. Au printemps elle vint à Loëche. Les menstrues reparurent à la fin de la deuxième semaine de la cure, et en même temps cessèrent tous les accidens que la suppression avait amenés : elle jouit depuis lors d'une santé parfaite.

— Une dame, âgée de 24 ans, nerveuse, délicate, ayant cependant les apparences d'une bonne santé, se maria à 17 ans, et n'eut pas d'enfans. Le flux menstruel devint irrégulier, et peu abondant ; des douleurs se firent sentir de temps en temps dans la région utérine, surtout après des exercices fatigans, tels que la danse. Une leucorrhée (perte blanche) se développa également, et devint parfois abondante et âcre. Tel était l'état de la malade lorsqu'elle vint faire usage de nos bains. Les douleurs devinrent plus fréquentes pendant les premiers jours. Une syncope, accompagnée de quelques convulsions (attaque de nerfs), survint le dixième jour, toutefois la perte blanche diminuait ; on continua les bains nonobstant ces inconvéniens, mais à une température moins élevée. Le quinzième jour les menstrues reparurent, dès-lors elle n'eut plus de douleurs. Elle usa des bains jusqu'au trentième jour, retourna passer le reste de l'été à la campagne, et le printemps suivant elle devint mère d'un garçon.

— Madame G...., âgée de 32 ans, d'un tempérament nerveux, lymphatique, fit un premier enfant à l'âge de 24 ans; après le sevrage, elle devint sujette à des pertes blanches; depuis lors elle eut quatre fausses couches. Après sa cure, qui n'offrit rien de particulier, elle a eu successivement plusieurs enfans venus à terme et bien portans.

— Une dame de 25 ans environ, de constitution sanguine, souffrant des suites d'un accouchement laborieux, qui avait nécessité l'emploi du forceps, arriva à Loëche dans l'état suivant: douleurs dans le bassin, s'étendant le long des jambes, paralysie du mouvement dans tous les membres inférieurs, avec continuation de la sensibilité, évacuations involontaires d'urines et de matières fécales, fièvre légère, anorexie, pâleur de la face, abattement.

Après une cure de 21 jours, commencée avec ménagement, d'abord de demi-heure par jour, et portée successivement à 8 heures sur les 24, la paralysie de la vessie du rectum et des membres inférieurs avait complètement disparu; l'état général s'améliora très-sensiblement ; la malade marchait sans aucun aide ; elle quitta les eaux, et j'appris que plus tard elle avait eu d'autres enfans.

V. *Rhumatisme musculaire et articulaire chronique, tuméfactions qui en résultent.*

Ici les eaux de Loëche agissent, comme beaucoup d'autres, principalement par leur chaleur, par l'augmentation de la transpiration. Il est surtout essentiel pour cette classe de malades de ne pas neutraliser l'effet salutaire des eaux en s'exposant, légèrement vêtus, aux variations atmosphériques. — Les eaux ne conviendraient pas, tant que le rhumatisme serait encore dans sa période d'acuité.

— M. Du . . . . ., âgé de 48 ans, d'un tempérament bilieux, sanguin, fut atteint d'un rhumatisme articulaire aigu. Du vin chaud et en général des boissons excitantes furent les seuls moyens qu'on opposa à cette affection, qui ne tarda pas à revêtir la forme chronique. Le malade passa trois ans dans ce triste état, perclu de ses membres, incapable d'exciter aucun mouvement de translation, réduit à se traîner sur une chaise à roulettes ; plusieurs médicamens, et entr'autres, les bains de vapeur, les poudres de Dower, le vin de colchique échouèrent en définitive, après avoir tous procuré quelque soulagement momentané. Enfin, en 1832, je l'engageai à se transporter à Loëche : les bains, l'usage des eaux en boissons, les douches graduées, dirigées sur le tronc, les membres, et principalement sur les articulations ; et employées pendant un mois, amenèrent une résolution complète du rhumatisme articulaire. L'éruption cutanée affecta principalement les cuisses, les jambes, les bras, et elle donnait un suintement séreux si abondant, que les linges se collaient sur la peau. Quelques douleurs légères, sans tuméfaction, revinrent cependant sur la fin de l'hiver 1833. Il retourna aux bains l'été suivant avec le même succès.

M. de F....., âgé de 52 ans, d'un tempérament sanguin, nerveux, grand amateur de la chasse de marais, contracta une sciatique à droite, qui s'étendit depuis l'échancrure sciatique jusqu'aux orteils. Après avoir subi divers traitemens sans succès il vint aux bains de Loëche, il y a une vingtaine d'années. Il prit les bains, les douches ; une trentaine de ventouses scarifiées furent mises, à deux reprises, sur le trajet du nerf sciatique dans le courant de la cure. La sciatique disparut; mais ayant continué la chasse des marais, il éprouva plus tard de nouvelles atteintes, qui l'obligèrent depuis à revenir souvent à nos eaux.

VI. *Paralysie.*

Nos eaux ne sauraient convenir dans les paralysies dépendant d'un épanchement récent, qu'il soit sanguin ou séreux ; elles augmenteraient la tendance à la récidive; mais on les emploie avantageusement dans celles qui dépendent d'un amollissement du cerveau ou de la moëlle épinière, et principalement lorsque la paralysie est due à une atonie de ces organes ou des nerfs eux-mêmes.

— M. de S . . . . , âgé de 32 ans, d'un tempérament sanguin et lymphatique, avait perdu complètement l'usage des extrémités inférieures (paraplégie) à la suite d'excès de tout genre; il ne marchait que soutenu par deux personnes, et ne se servait que très-difficilement de béquilles. On le porta aux bains, qu'il prit sans en éprouver d'inconvéniens ; on y joignit des douches le long de la colonne vertébrale ; au bout de 8 jours, il put se soutenir lui-même à l'aide de béquilles, et partit guéri le trente-unième jour, ne conservant qu'un léger tremblement dans les membres.

— B. B. . . . . âgé de 24 ans, d'un tempérament lymphatique, avala, dans le courant d'octobre 1831, des boulettes d'arsenic, préparées pour tuer les souris. Il éprouva tous les symptômes d'un violent empoisonnement, crampes, convulsions, etc. Des soins prompts auxquels il dût la vie, laissèrent après eux une grande faiblesse d'estomac, une insensibilité générale de la peau au toucher, sentiment de froid général et constant, affaiblissement et désordre complet de l'appareil musculaire, au point qu'il ne pouvait pas marcher sans aide ; sa tête ne se soutenait pas complètement, et tombait un peu en avant; enfin il avait considérablement maigri. — Au printemps, lorsqu'il vint aux bains, l'estomac avait éprouvé déjà quelque bon effet de l'usage des toniques. Les eaux furent administrées en boissons, bains et douches dirigées sur l'estomac et l'épine dorsale. Dès le début de leur usage, il y eut fourmillement dans les membres, tremblement général, puis survint une poussée érysipélateuse, qui se couvrait ensuite de vésicules nombreuses. Après trente-deux jours de bains portés jusqu'à 7 heures par jour, il quitta Loëche, ayant recouvré la sensibilité et le mouvement. Il lui reste encore un sentiment de fatigue quand il fait un usage immodéré de ses forces. La peau, qui était devenue brune à la suite de l'empoisonnement, conserva cette couleur.

VII. *Maladies cutanées.*

L'efficacité des eaux de Loëche pour cette classe d'affections leur a fait prendre le premier rang, non-seulement parmi les bains de la Suisse, mais encore parmi ceux des pays voisins. Dans la classe nombreuse des dartres, quelle que soit la forme sous laquelle elles se présentent, quoique la dartre furfuracée soit aussi à Loëche celle qui résiste le plus, plusieurs exigent un traitement plus long et répété pendant plusieurs saisons. L'usage exclusif des eaux ne réussit pas toujours contre la gale; il reste souvent insuffisant: il faut l'employer, simultanément ou après, les moyens ordinaires. Dans le même genre d'affections, se rangent différentes formes de tinéa, l'érysipèle chronique, la couperose, etc. Les faits suivans, pris parmi une foule d'autres, suffiront pour éclaircir ce sujet. Il serait du reste superflu de consigner ici un trop grand nombre d'observations, les trois quarts des malades de Loëche y venant pour des affections de peau; il y aurait plus de cent cas curieux et intéressans à citer par an.

— M. Pf. . . . ., âgé de 40 ans, avait été affecté, quelques années auparavant, de dartres furfuracées, qui occupaient principalement la poitrine et les bras. L'éruption avait disparu sous l'influence de certaine pommade; mais quelque temps après, il contracta un rhume auquel succéda une toux sèche et rebelle avec picotement au larynx et sentiment d'oppression. Ces symptômes s'accrurent, et le dépérissement du malade fut tel, qu'on vint à désespérer de la vie, le jugeant atteint d'une phthisie laryngée. On l'envoie, en désespoir de cause, aux bains de Loëche. D'abord on hésite à le soumettre à l'action des eaux; cependant on se décide à les-lui faire boire à petite dose, il en éprouva du soulagement; soupçonnant alors, après un examen plus attentif, que l'affection cutanée avait pu prendre une autre forme, après avoir été répercutée, on lui fit prendre quelques bains avec précaution : il les supporta très-bien. Aussitôt que la poussée eut paru, il sentit un grand soulagement, et l'amélioration marchait d'une manière si rapide, qu'il quitta les bains, non-seulement parfaitement guéri, mais avec un retour sensible d'embonpoint. Il y revint l'année suivante, non qu'il eût rechuté, mais afin de consolider la cure.

— Mme la comtesse de T . . . . , âgée de 37 ans, avait eu des affections tuberculeuses de la peau à la suite d'un épanchement de lait. Cette altération s'étendit successivement à tout le corps, et offrit les formes de l'éléphantiasis ; les tubercules de la face, surtout ceux de l'aile du nez, étaient ulcérés. Elle fit deux cures successives, qui améliorèrent considérablement son état. Cependant, malgré un soulagement très-notable, la guérison ne fût pas complète.

M. le comte de M . . . . , âgé de plus de 60 ans, présentait sur diverses parties du corps, mais surtout à la face, une dartre crustacée qui occupant la joue et s'étendant jusqu'autour des oreilles, faisait depuis longues années le tourment de sa vie ; il arriva aux bains de Loëche, d'après les conseils des praticiens les plus renommés de Paris. Les croutes tombèrent dès le cinquième bain ; un suintement séreux continua pendant quelque temps ; mais il cessa bientôt, et, à la fin de la cure, on ne voyait d'autre trace de cette ancienne et hideuse maladie, qu'une teinte rosée qui occupait encore les régions précédemment affectées. Depuis ayant eu occasion de revoir le malade nous avons pu nous assurer que la guérison a été permanente.

— M. O. . . . vint à Loëche en 1829, à l'âge de 30 ans environ. Depuis nombre d'années il était affecté d'une dartre crouteuse à l'anus, que M. le docteur Biett avait caractérisée du nom *d'ecgtma rubrum*, et contre laquelle avaient échoué successivement les bains d'Enghein, les fumigations de cinnabre, l'infusion de scabieuse, la salsepareille, etc. A l'arrivée de M. O . . . à Loëche, la dartre occupait tout le pourtour de l'anus, avait un diamètre d'environ 3 pouces, suintait en assez grande abondance un liquide blanchâtre, et faisait éprouver au malade des démangeaisons incessantes et excessivement intenses. Les eaux furent administrées tant à l'intérieur qu'à l'extérieur pendant 25 jours. La poussée fut très-forte et accompagnée d'une transpiration visqueuse, et le vingt-cinquième jour il ne restait autre trace de la dartre qu'une simple colorisation rouge de la peau, qui disparut plus tard. J'ai eu occasion de constater l'année suivante que la guérison ne s'était démentie en aucune manière.

— M. le Baron de L . . . . ., âgé de 50 et quelques années, d'un tempérament lymphatique, était affecté d'une dartre très-ancienne, car elle datait de près de 20 ans. On avait employé inutilement contre elle toutes sortes de syrops dépuratifs, la plupart des préparations mercurielles et plusieurs autres remèdes ; il avait même été à plusieurs bains. A l'arrivée de M. de L . . . . , l'affection dartreuse occupait les bras, les cuisses, l'abdomen, où elle formait des deux côtés des plaques symétriques, élevées au-dessus de la peau, surtout vers les bords, couvertes de lamelles squammeuses recouvrant une peau blanche. A ces caractères, on ne pouvait méconnaître une ichtiose. Pendant vingt-huit jours on administra les eaux à l'intérieur et à l'extérieur, sous forme de bains et de douches. Dans le cours du traitement, des ventouses scarifiées furent appliquées à deux reprises, sur chacune des plaques d'ichtiose. La poussée fut forte, générale, et consista en pustules ; les écailles tombèrent bientôt, et laissèrent à découvert une surface devenue rouge par l'usage des bains ; à mesure que le malade approchait du terme de la cure, la peau reprenait son aspect naturel, et M. de L . . . . quitta Loëche, ne conservant plus d'autres traces de chaque plaque qu'une légère ligne rosée circulaire, marquant le pourtour de chacune des anciennes ichtioses. M. de L . . . revint l'année suivante, conservant encore quelques vestiges de ces lignes, qui s'étant remarquablement cernées, entourèrent une surface recouverte d'une desquamation furfuracée.

Je pourrais énumérer encore beaucoup d'affections, dans lesquelles l'emploi des eaux de Loëche peut opérer avec succès ; mais j'ai dû m'en tenir aux maladies principales, auxquelles toutes les autres se rattachent d'une manière plus ou moins directe. Mes confrères sauront parfaitement distinguer les maux, dont le principe peut être efficacement combattu par l'usage des eaux de Loëche, que ce principe soit prédominant ou accessoire ; ils sauront aussi, d'après mes contre-remarques, reconnaître s'il n'y a pas contre-indication.

J'aurai rempli mon but, si par ce faible essai j'ai pu à la fois attirer vers nos thermes des malades qui viennent y retrouver la santé, et en éloigner ceux qui y verraient aggraver leurs maux.

IMPR.

TABLE.

PREMIÈRE PARTIE.

Coup d'œil sur la vallée de Loëche et ses environs.

SECONDE PARTIE.

Des propriétés physiques, chimiques et médicales des eaux.

BIBLIOTHÈQUE IMPÉRIALE IMPR.

FIN.

www.ingramcontent.com/pod-product-compliance
Ingram Content Group UK Ltd.
Pitfield, Milton Keynes, MK11 3LW, UK
UKHW020927180726
13838UKWH00002B/793

9 782329 331515